A PROPOS D'UNE OPÉRATION

DE

# CÉPHALOTRIPSIE SANS BROIEMENT

## CHEZ UNE FEMME A BASSIN OBLIQUE-OVALAIRE

---

PETITE MODIFICATION DANS LE CRANIOCLASTE

---

PAR

Le Dr BÉLISAIRE-J. NARICH

Ancien externe de la Clinique d'Accouchements et de Gynécologie de Paris
Médaille de Bronze de l'Assistance Publique

PARIS
ADRIEN DELAHAYE ET ÉMILE LECROSNIER, ÉDITEURS
PLACE DE L'ÉCOLE-DE-MÉDECINE

1882

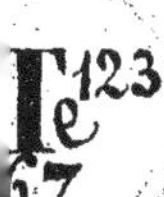

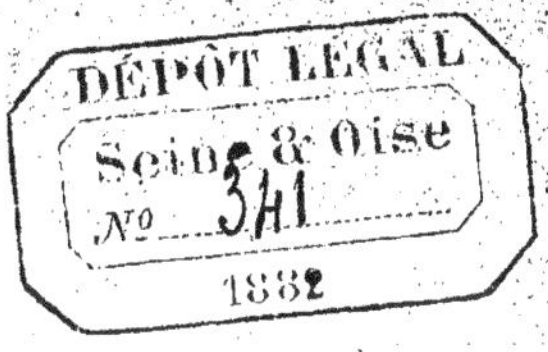


A PROPOS D'UNE OPÉRATION

DE

# CÉPHALOTRIPSIE SANS BROIEMENT

CHEZ UNE FEMME A BASSIN OBLIQUE-OVALAIRE

PETITE MODIFICATION DANS LE CRANIOCLASTE

PAR

**Le Dr BÉLISAIRE-J. NARICH**
Ancien externe de la Clinique d'Accouchements et de Gynécologie de Paris
Médaille de Bronze de l'Assistance Publique

PARIS
ADRIEN DELAHAYE ET ÉMILE LECROSNIER, ÉDITEURS
PLACE DE L'ÉCOLE-DE-MÉDECINE

1882

A MON ONCLE

LE DOCTEUR NICOLA NARICII

A MES AMIS

M. OCTAVE MAGGIAR

M. DARIO PUCCINI (de Livourne)

## AVANT-PROPOS

Il s'agit d'une opération de céphalotripsie faite à la clinique d'accouchements par notre éminent maître M. le professeur Depaul, chez une femme ayant un bassin oblique-ovalaire de Nœgele.

La direction suivant laquelle la tête fut saisie par le céphalotribe ; l'extraction du fœtus sans broiement de la base du crâne ; enfin l'existence dans le bassin de la malade d'une déformation dont les exemples ne sont pas nombreux dans la science, nous ont déterminé à demander à M. le professeur Depaul l'autorisation, qu'il a bien voulu nous accorder, de publier l'histoire de cette opération et de décrire sommairement le bassin.

Nous nous sommes fait un devoir de dire à notre éminent maître que nous désirions, à propos de cette opération de céphalotripsie, entrer dans quelques considérations sur le cranioclaste.

Notre sujet a été divisé en deux chapitres. Dans le premier nous donnons : 1° la description du bassin. 2° l'histoire de la malade. 3° quelques réflexions sur l'opération.

Dans le deuxième nous examinons : 1° comment la tête s'est comportée pendant l'extraction ; 2° de quelle manière le céphalotribe a agi pendant la rotation et les tractions ; 3° nous nous permettons de reproduire une expérience de cranioclastie qui pourrait être rapprochée, par certains côtés, de l'opération qui fait l'objet de cette petite étude ; 4° nous examinons pourquoi, dans l'extraction du fœtus, la *déflexion* de la tête est beaucoup plus favorable que la *flexion*. — Enfin, nous terminons en décrivant une petite modification que nous avons faite dans le cranioclaste.

M. le professeur Depaul a eu la bienveillance de nous autoriser à publier tout ce qui concerne son opération de céphalotripsie. Nous le prions d'agréer l'expression de nos plus sincères remercîments.

# A PROPOS D'UNE OPÉRATION

DE

# CÉPHALOTRIPSIE SANS BROIEMENT

## CHEZ UNE FEMME A BASSIN OBLIQUE-OVALAIRE

---

## CHAPITRE I

### A. Description sommaire du bassin (1) (fig. 1).

Le bassin que nous examinons offre la déformation oblique ovalaire avec ankylose de la symphyse sacro-iliaque droite, et développement incomplet des os iliaque et sacrum au niveau de la même symphyse. C'est un bassin type de Nœgele.

Le sacrum est incomplètement développé du côté ankylosé où les trous sacrés sont moins larges que ceux du côté sain. Sa face antérieure, moins concave qu'à l'état normal, regarde en avant, en bas, et aussi un peu à droite. Le sommet de cet os se trouve à 2 centimètres environ à gauche de la verticale abaissée de l'angle sacro-vertébral.

---

(1) Ce bassin fait partie de la riche collection que M. le professeur Depaul a léguée en 1881 à la clinique d'Accouchements, collection qui constitue aujourd'hui le musée de cet hôpital.

La face antérieure des deux dernières vertèbres lombaires qu'on a conservées regarde très-légèrement du côté ankylosé, et l'extrémité supérieure de leur axe commun s'incline un peu vers le côté sain, à gauche.

L'os iliaque du côté droit est également frappé d'arrêt de développement, surtout au niveau de la symphyse sacro-iliaque. La fosse iliaque interne est plus petite et plus concave que celle du côté gauche. — Les traces de la symphyse ankylosée n'ont pas entièrement disparu : une traînée rugueuse indique l'interligne articulaire au niveau duquel l'ilion et le sacrum paraissent, ainsi que le dit M. le professeur Depaul en parlant de ce genre de bassins, soudés comme par fusion du tissu osseux (1).

La paroi antéro-latérale droite du bassin, poussée dans toute sa hauteur vers le centre de l'excavation, se trouve rapprochée de la paroi opposée ; de là le raccourcissement de tous les diamètres obliques droits, et la longueur relativement beaucoup plus grande des diamètres obliques gauches.

Le promontoire est dévié à droite, côté ankylosé, tandis que la symphyse pubienne est repoussée à gauche. Par conséquent ces deux points de repère ne sont pas situés, comme à l'état normal, sur le même plan antéro-postérieur ; c'est pourquoi l'extrémité de l'index qui pratique le toucher vaginal passe à gauche du promontoire et tombe sur l'aileron du sacrum, immédiatement au-dessus du premier trou sacré du côté gauche.

La ligne innominée du côté droit ne décrit pas de courbure, mais vient presque *en ligne droite* jusqu'à la symphyse

(1) DEPAUL. *Dictionnaire des sciences médicales.* Article Bassin.

pubienne, après avoir rencontré perpendiculairement le diamètre oblique droit ; elle forme, comme dans tous les bassins analogues, une sorte d'*arête,* une barre qui rend difficiles et dangereux l'introduction et le maniement des instruments dans la cavité utérine. Tandis que dans le côté opposé la ligne innominée décrit une courbure plus étendue que dans les bassins normaux, et circonscrit presque à elle seule le grand pôle du détroit supérieur.

Au détroit inférieur on voit le sommet des deux épines sciatiques rentrer légèrement dans l'excavation de façon à former une petite saillie, plus prononcée dans l'épine du côté droit.

Notre intention n'étant pas de décrire ce bassin dans tous ses détails nous donnons ci-dessous quelques-unes seulement de ses dimensions (1).

DÉTROIT SUPÉRIEUR

| | | |
|---|---|---|
| Diamètre antéro-postérieur (de la face postérieure du pubis à l'aileron gauche du sacrum)................ | 95 | mm |
| Diamètre oblique mineur D O.......................... | 87 | |
| Diamètre oblique majeur-absolu G O................... | 115 | mm. |
| Diamètre oblique majeur-*utile* G O' (s'arrêtant sur le promontoire. Cuzzi)................................ | 95 | mm. |

DÉTROIT INFÉRIEUR

| | | |
|---|---|---|
| Diamètre bi-ischiatique................................ | 90 | mm. |
| Distance entre les deux épines sciatiques.......... | 85 | |

DIMENSIONS CROISÉES

| | | |
|---|---|---|
| De l'ischion gauche à l'épine iliaque antéro-supérieure droite........................................ | 220 | mm. |
| Distance inverse........................................ | 210 | |

(1) La symphyse pubienne ayant été sectionnée à l'autopsie, la mensuration, malgré les précautions prises, n'est exacte qu'à 2 ou 3 millimètres près.

De l'ischion gauche au point *le plus excentrique de la crête iliaque droite*.......................................... 254
Distance inverse.................................................... 220

REMARQUES.

*a.* — Le professeur Alessandro Cuzzi de Catane (1), parlant du grand diamètre oblique du détroit supérieur, fait remarquer qu'il serait bon de subdiviser ce diamètre en oblique absolu G O, (fig. 1) et en oblique *utile* G O' (ce dernier ayant son extrémité postérieure sur le promontoire). En effet, dit l'auteur italien, le promontoire et la ligne innominée circonscrivent, du côté de la symphyse ankylosée, un espace qui va en pure perte, car il ne saurait loger aucune région de la tête fœtale. (Forceps et Version).

*b.* Dans ses belles leçons sur l'anatomie topographique du bassin (1879-80), M. le professeur Tillaux montrait sur des bassins frais, les dégâts que peut produire dans les deux articulations sacro-iliaques, la section de la symphyse pubienne. « Dans les cas de bassins rétrécis, dit cet auteur dans son remarquable Traité d'Anatomie Chirurgicale, on a songé à pratiquer la symphyséotomie afin de donner plus de largeur ; mais on ne peut obtenir d'écartement sérieux et efficace du pubis qu'au prix de désordres considérables tant du côté des parties molles, que du côté des symphyses sacro-iliaques... »

Les deux articulations subissent par conséquent (tous les accoucheurs le savent) l'effet de l'écartement. Qu'arriverait-il si l'une d'elles résistait par suite d'une ankylose

(1) CUZZI. *Forcipe e Rivolgimento nel bacino ovalare obliquo. Nota sperimentale.* Naples, 1881. Detken, éditeur.

comme dans le bassin de Nœgele ? L'écartement du pubis se ferait inévitablement aux dépens de la symphyse qui est saine, et les dégâts qui s'en suivraient, étant limités à une seule articulation, seraient trop considérables pour qu'il ne survienne, presque sûrement, une infirmité ou bien quelque fâcheuse complication.

Par conséquent nous pensons que l'ankylose de la symphyse sacro-iliaque devrait, autant que la remarque qui précède permet de le croire, être considérée, par les partisans de la symphyséotomie, comme une contre-indication de cette dernière opération.

## B. Histoire de la malade. — Extraction du fœtus avec le céphalotribe de M. le professeur Depaul.

La nommée V..., femme B.., entrée à la Clinique le 9 janvier 1882, est âgée de vingt-un ans. Elle a déjà eu deux grossesses : un accouchement prématuré artificiel à l'éponge préparée (enfant obtenu vivant) et, il y a environ deux ans et demi, une fille extraite avec le céphalotribe. Bien réglée depuis l'âge de quinze ans et demi, elle paraît douée d'une bonne constitution ; elle est plutôt petite mais ne présente pas de signes bien nets de rachitisme. On ne peut pas savoir la date précise de ses dernières règles, mais le développement de l'abdomen et le palper font présumer qu'il s'agit d'un fœtus assez volumineux et que la grossesse n'est pas loin du terme.

Le travail se déclare le 26 janvier à six heures du matin ; à midi la dilatation est presque complète et les membranes se rompent spontanément ; mais les contractions restent sans résultat et le col se referme. L'enfant se présente en position occipito-transversale *droite*.

Le lendemain, 27 janvier, l'auscultation indique que l'enfant est bien portant, les battements de son cœur sont normaux. Le matin du même jour, 1re application du forceps (grand forceps Levret) et tractions assez énergiques sans résultat. L'après-midi à deux heures 2e application (petit forceps Dubois), tête saisie autant que possible suivant le diamètre bipariétal, dans le sens antéro-postérieur du bassin ; pas d'engagement. On fait une 3e application (grand forceps Levret) qui reste également infructueuse. Le soir à huit heures l'auscultation révèle que l'enfant souffre: les battements de son cœur sont diminués en nombre et en intensité, ils sont intermittents et irréguliers; il s'écoule du méconium. On fait une 4e application (grand forceps Levret); quelques tractions sans résultat.

Ces quatre applications faites dans l'espoir d'avoir le fœtus vivant, étant restées infructueuses, M. le professeur Depaul se décide à sacrifier l'enfant et perfore le crâne entre les branches du forceps laissé en place après la dernière application. Espérant éviter l'emploi du céphalotribe, M. Depaul exerce d'abord tout seul des tractions sur le forceps et se fait ensuite aider par M. le Docteur Porak; il s'écoule de la matière cérébrale ; mais comme la tête ne tend pas à s'engager M. le professeur Depaul prend le parti de *broyer* la base du crâne avec le céphalotribe. Trois applications successives de cet instrument restent sans résultat car, malgré la pression exercée par l'aide à travers la paroi abdominale sur la tête du fœtus, celle-ci conserve une grande mobilité.

Le lendemain, 28 janvier, à 9 heures du matin dernière application du céphalotribe; cette fois la rétraction utérine immobilise suffisamment la tête qui se laisse saisir par l'instrument. — M. le professeur Depaul tire d'abord tout seul ; l'instrument commence à tourner à *droite*, mais comme il y a de la résistance on se contente d'une rotation incomplète.

En ce moment le plat des manches et le pivot regardent à droite *et un peu en avant* (la rotation étant incomplète). L'instrument a tourné de telle façon que toute la partie du céphalotribe qui est en dehors de la vulve, au lieu d'être rapprochée de la cuisse *droite*, se trouve *sur la ligne médiane*, empiétant même un peu sur le côté gauche.

Après quelques tractions l'opérateur se fait aider par M. le Docteur Porak qui applique les mains près de l'extrémité de l'instrument. L'engagement se fait à la suite d'efforts énergiques mais très-prudents, auxquels on joint quelques légers mouvements de latéralité ; la tête apparait à la vulve et l'extraction est terminée. — Délivrance naturelle.

L'enfant est une fille très bien développée pesant 3.090 grammes non compris la substance cérébrale écoulée. — La tête est normale, très ossifiée, et paraît d'un *volume exceptionnel.*

Les jours suivants : sensibilité du ventre surtout *à droite*, météorisme, fièvre, pouls accéléré, nausées et vomissements ; écoulement fétide par le vagin... (Onction mercurielle, sulfate de quinine, injections vaginales au chloral, etc...). L'état de la malade s'aggrave. Mort le 3 février.

*Autopsie* le 4 février. Quelques adhérences dans la plèvre droite ; poumons congestionnés. Valvules du cœur normales. — Dans l'abdomen 3 à 4 litres d'un liquide trouble dans lequel nagent des flocons membraneux blanchâtres. Les anses intestinales météorisées adhèrent entre elles et au grand épiploon. Foie gras.

Le corps de l'utérus est volumineux ; il offre une longueur de 14 centimètres environ. On fait une coupe longitudinale sur le milieu de la paroi antérieure et une transversale sur le fond ; on ne découvre pas de pus dans son épaisseur, pas plus qu'à la surface de l'organe. Les traces de l'insertion placentaire se voient sur le côté gauche de la cavité utérine.

Au niveau de l'insertion de la matrice sur le vagin, *à droite*, on trouve une perforation qui laisse passer le petit doigt et qui communique avec un foyer purulent gros comme un œuf de poule et siégeant entre les feuillets du ligament large du côté droit. La trompe et surtout l'ovaire du même côté sont en partie réduits en putrilage. — La surface interne du col offre çà et là des plaques de pus infiltré ; la perforation se trouve au centre d'une de ces plaques.

La face postérieure de la branche horizontale *droite* du pubis est dénudée jusqu'au tissu osseux sur une étendue horizontale de quatre centimètres environ. (Le bassin a été décrit dans le chapitre précédent.)

### C. Direction suivant laquelle la tête fut saisie et extraite par le céphalotribe. — Base du crâne non broyée. — Diamètres transverses de la base non réduits (*figures* 2, 3 et 4).

Ce qui nous a frappé dans cette opération de céphalotripsie, à laquelle nous avions l'honneur d'assister, c'était de voir apparaître à la vulve la tête fortement *fléchie*, et saisie de telle façon que la base du crâne était dirigée *parallèlement* aux branches du céphalotribe (fig. 4) et *verticalement* par rapport aux plans transverses du bassin ; c'est dans cette direction verticale (1) qu'elle venait de traverser la filière pelvienne. La base étant située parallèlement aux branches de l'instrument on comprend sans peine qu'elle n'ait pas été broyée.

Après avoir dégagé la tête des mors du céphalotribe, M. le professeur Depaul la montra aux nombreux assistants en disant que « le céphalotribe avait *plié la base en deux* ».

Par conséquent cet instrument (qui est destiné à *broyer*) aurait produit cette fois la même lésion *utile* que l'on obtient avec le cranioclaste, lequel peut réduire les diamètres transverses en *pliant* (2) la base en deux par le milieu.

La base du crâne ayant été extraite *verticalement* (comme en cranioclastie), et M. le professeur Depaul ayant dit que le céphalotribe l'avait, non pas broyée, mais *pliée* en deux (ce que peut faire le cranioclaste), nous nous sommes permis, en notre qualité de son très modeste élève, de demander à notre éminent maître si dans cette opération il n'avait pas essayé de faire, en quelque sorte, une cranioclastie avec le céphalotribe. Notre éminent maître nous a fait l'honneur de nous dire « qu'en céphalotripsie broyer ne signifie pas pulvériser » (3).

M. le professeur Depaul nous ayant confié l'examen de la tête fœtale, nous désirions savoir si le céphalotribe avait

(1) Comme cela arrive dans une méthode de cranioclastie.
(2) Voir notre thèse page 83, et Pl. IV, fig. 1.
(3) Notre éminent maître, dont personne n'ignore la grande habileté dans l'art

réellement *plié* la base de façon à en réduire les diamètres transverses ; c'est pourquoi nous avons exercé une forte pression sur les quatre extrémités des diamètres bimalaire et bimastoïdien, et nous avons pu constater que la base avait conservé son intégrité ; en effet, les diamètres mentionnés ne cédaient pas, ne pliaient pas comme cela a lieu dans la cranioclastie. Ce sont les mouvements qui se passent dans les os de la voûte autour de la suture sagittale défoncée (fig. 3), qui, à un examen rapide, peuvent faire penser que la base du crâne serait également mobile dans le même sens.

Il est facile de comprendre pourquoi, dans le cas exceptionnel que nous offre l'opération de notre éminent maître, la base, quoique saisie et extraite *verticalement*, n'a pas pu être *pliée* et réduite dans ses diamètres transverses : en effet, le céphalotribe ne possède pas une branche *intra*-crânienne qui puisse agir directement sur la base ; en second lieu, et surtout, les mors de cet instrument ne sont pas construits de façon à s'emboîter, à se pénétrer ; bien loin, il y a entre eux, lorsqu'ils sont rapprochés, un écartement maximum de 2 centimètres environ.

Dans la cranioclastie au contraire (cranioclastie par déflexion), après avoir donné à la base une direction *verticale*, on pratique la perforation près de la racine du nez (1) et on introduit *dans* le crâne la branche pleine qui

---

de se servir du céphalotribe, a enseigné à plus de cinquante mille élèves que broyer la base signifie, sinon la pulvériser, au moins la morceler, la dissocier, la réduire en plusieurs fragments, comme l'entendait Beaudelocque.

Le céphalotribe, dans le cas qui nous occupe, n'a pas broyé la base ; mais n'a-t-il pas le mérite d'avoir rendue possible (soit par le hasard, soit par la volonté de l'opérateur) l'extraction du fœtus ; et d'avoir fait ce qu'on pourrait peut-être appeler une... quasi-cranioclastie ?

(1) Nous nous permettons de faire allusion au procédé que nous avons indiqué comme résultat de nos recherches.

se met immédiatement en contact avec la base, agit sur elle comme le ferait un coin, et la force à pénétrer dans la fenêtre de la branche externe. C'est de cette façon que le cranioclaste, *disloquant* la base par le milieu et la *pliant* en deux, réduit considérablement les diamètres transverses. Et cette lésion est très *utile* au point de vue de l'extraction de la tête fœtale à travers les bassins très rétrécis.

Dans l'opération de céphalotripsie dont nous venons de parler, la voûte du crâne ayant été défoncée le long de la suture sagittale par la branche gauche de l'instrument (G. fig. 3), les diamètres transverses de la tête furent au contraire *agrandis* : En effet les pariétaux et la portion écailleuse fracturée du temporal, formaient deux angles résistants qui débordaient latéralement les apophyses mastoïdes ; c'était surtout dans le côté latéral gauche que l'angle était très saillant. — Le maxillaire supérieur gauche était aplati et mobile dans le sens vertical. Mais le diamètre bimalaire (de même que le bimastoïdien) ne cédait point quand on le comprimait transversalement. — En appliquant le céphalotribe, la tête et la base acquéraient une solidité et une immobilité absolues : (tandis que dans la cranioclastie, *l'instrument étant appliqué et serré*; si l'on comprime les diamètres transverses on constate qu'ils cèdent notablement, et que la base dans sa totalité *plie* autour de la branche intra-crânienne de l'instrument).

## CHAPITRE II

### **Expériences** (1).

Les expériences qui suivent ont été exécutées dans le bassin que nous avons déjà décrit, avec la tête non broyée du fœtus de la femme opérée; tête qu'on a amputée au niveau de la première vertèbre dorsale (2).

La symphyse pubienne ayant été sectionnée à l'autopsie, nous en avons solidement rapproché et immobolisé les os au moyen d'une très longue bande à pansements que nous avons mouillée et roulée plusieurs fois autour de la ceinture pelvienne, en passant par la face antérieure du pubis. Le bassin n'ayant pas été ruginé se trouvait chargé d'une mince couche de parties molles qui facilitait les mouvements de la tête. Un aide fixait fortement le bassin sur le bord d'une table. Nous répétions chaque expérience plusieurs fois (en position *droite*, position du fœtus chez la mère) pour nous assurer que la tête se comportait toujours de la même manière pendant son passage à travers le détroit supérieur.

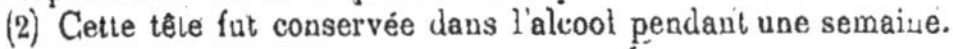

(1) Nous devons remercier M. Mathieu, qui a eu l'obligeance de nous prêter un céphalotribe de M Depaul et un céphalomètre.

(2) Cette tête fut conservée dans l'alcool pendant une semaine.



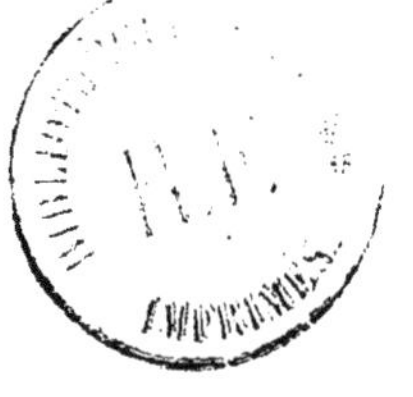

## A.

### EXPÉRIENCE I (*fig. 5*).

*Comment la tête s'est comportée pendant l'extraction.*

Position. Occ. T. Droite. — Nous *fléchissons* la tête et nous appliquons le céphalotribe comme le représentent les fig. 2, 3 et 4. Nous tirons ; l'instrument et la tête tournent *à droite* comme pendant l'opération : — le diam. bimalaire *a. b.*, d'abord dirigé d'avant en arrière, mesure à présent plus ou moins exactement le diam. oblique droit ou mineur ; — le cou *c.* fortement serré, se tord et s'enclave dans le petit pôle du détroit, et limite ainsi la rotation.

Malgré l'absence des organes pelviens il faut quelques efforts *assez énergiques* pour extraire la tête.

On répète la même expérience sans appliquer le céphalotribe. La tête tourne dans le même sens, et, pour l'engager dans l'excavation, il faut pousser avec énergie, de haut en bas, sur la région faciale.

Réflexions. *a.* — Nous pensons que dans cette opération deux conditions rendaient l'extraction possible ou, si l'on aime mieux, relativement facile : 1° la direction *verticale* imprimée à la base, 2° le transport de la tête fœtale dans le grand pôle du détroit, grâce à la *flexion* (fig. 5).

*b.*— Cependant, à voir la tête et le cou occupant, *utilisant* tout l'espace du détroit supérieur, on pourrait s'étonner que l'extraction du fœtus ait été assez difficile pendant l'opération et qu'elle le soit de même dans le bassin dépouillé des organes pelviens. Il y aurait une simple illusion et en examinant les choses avec soin on voit qu'il y a trois principaux points qui buttent et font obstacle, ce sont : les deux extrémités *a* et *b* (fig. 5) des diamètres transverses *agrandis par l'aplatissement de la voûte ;* et le cou *c* fortement serré et enclavé dans l'espace étroit du petit pôle. Mais ne doit-on pas admettre aussi que, pendant la flexion qui avait pour effet d'abaisser les épaules, ces dernières venaient butter sur le promontoire et la fosse iliaque du côté ankylosé, et qu'elles ajoutaient ainsi à la difficulté de l'engagement (1) ?

Enfin, et pour résumer ce qui précède, nous devons faire remarquer que les trois régions *a*, *b*, *c*, dont nous venons de parler, réunies par des lignes droites, forment un triangle *irréductible*.

*c*. L'opération de céphalotripsie eût-elle été plus pénible, plus difficile, si le céphalotribe avait extrait la tête (ou s'il avait insisté pour l'extraire) à la manière classique, c'est-à-dire en saisissant et *broyant* la base suivant le diamètre occipito-frontal ? L'angustie du bassin de notre malade n'est pas assez prononcée pour augmenter de beaucoup les difficultés ordinaires de la céphalotripsie classique (du reste on a déjà extrait chez cette femme un fœtus avec le céphalotribe). Mais, outre le glissement que nous avons signalé dans l'histoire de la malade, le céphalotribe avait à lutter contre deux éléments : 1° le *volume exceptionnel* de la tête qui exigeait un grand écartement des branches du céphalotribe ; 2° l'*arête* formée par la ligne innominée du côté ankylosé et dans laquelle la branche droite (D. fig. 5) devait rencontrer un véritable obstacle.

Nous pensons donc que la saisie suivant le diamètre occipito-frontal et par suite le broiement, étaient d'une exces-

---

(1) Cuzzi, dans le travail cité page 10, parle de l'obstacle que rencontrent les épaules au niveau du détroit supérieur.

sive difficulté et que cette difficulté fut tournée grâce à la direction *verticale* dans laquelle s'est placée la base du crâne.

B.

La verticalité de la base, avons-nous dit, a rendu possible, ou bien moins difficile, la saisie et l'extraction de la tête. Mais, malgré cela, il s'est produit quelques lésions que nous croyons pouvoir attribuer tant à la viciation spéciale du bassin auquel nous avons affaire, qu'à un danger inhérent à la courbure *pubienne* du céphalotribe. L'expérience suivante montre que cette manière de voir serait peut-être juste :

EXPÉRIENCE II (*fig. 5*).

*Comment le céphalotribe s'est comporté dans la cavité utérine pendant la rotation et les tractions.*

I. — Position. Occipito. T. Droite. — Tête *fléchie* et céphalotribe appliqué comme il l'était pendant l'opération. — Traction et rotation *à droite* : nous faisons tourner les manches *sur place*, c'est-à-dire sur leur axe et *sans leur faire quitter la ligne médiane*. (Comme cela a eu lieu pendant l'opération. Voir page 12). Le tiers supérieur de l'instrument, à cause de sa courbure, exécute en tournant un mouvement *en cône* qui permet à la branche droite située au devant du cou (D. fig. 5 et fig. 2) de venir se mettre en contact avec la marge du détroit supérieur et de racler fortement la branche horizontale droite du pubis, *juste sur le point qu'on a trouvé dénudé* à l'autopsie. — La ligne innominée, dont la courbure est redressée en cet endroit par la viciation, forme, avons-nous dit, une *arête*, une barre, véritable roche sous-marine de l'opération.

La rotation étant terminée on voit l'extrémité supérieure du céphalotribe empiéter un peu sur la fosse iliaque *droite*, c'est pourquoi, pendant les tractions et l'engagement, la tête et l'instrument exercent une forte compression sur la marge du détroit et sur la paroi latérale droite de l'excavation.

II. — Nous répétons la même expérience, mais cette fois en imprimant *aux manches* un mouvement combiné : de rotation sur leur axe et de *translation* vers le côté droit du bassin (cuisse *droite*). De cette manière nous évitons au tiers supérieur du céphalotribe de décrire le dangereux mouvement en cône dont nous avons parlé plus haut. Les mors tournent sur place, près du centre du détroit, et ne viennent pas se mettre en contact avec la ligne innominée. (Mais chez le vivant il n'était pas possible d'exécuter la rotation comme nous venons de la décrire).

Réflexions. — Pendant l'opération de céphalotripsie, M. le professeur Depaul, après avoir prudemment essayé d'exécuter le mouvement de translation vers la cuisse droite, sentit de la résistance et se contenta d'obéir à l'instrument qui, malgré l'opérateur, tournait comme nous l'avons indiqué paragraphe I. L'écueil était par conséquent inévitable : d'un côté l'arête de la ligne innominée, et de l'autre l'impossibilité de tourner l'instrument comme l'enseigne la théorie (§ II), ont causé la lésion des parois utérines qui furent pincées entre la ceinture pelvienne et l'une des branches de l'instrument.

Pourquoi le céphalotribe tournait-il si mal ? Sans doute à cause de la forme spéciale du canal, de la disposition de la tête, de l'enclavement du cou, et très probablement aussi à cause des épaules buttant sur le promontoire et sur la fosse iliaque du côté ankylosé.

Mais ici on peut se poser cette question : si chez notre malade on avait *fléchi* et extrait la tête avec un instrument *droit* sans courbure *pubienne ;* c'est-à-dire le cranioclaste), la rotation, malgré la viciation oblique-ovalaire, serait-elle moins difficile et moins dangereuse? Cela, s'il nous est permis de le dire, est incontestable, car le cranioclaste n'ayant pas de courbure *pubienne*, tournerait sinon tout à fait au centre du détroit, au moins beaucoup plus près du centre que cela n'est possible avec le céphalotribe (1).

Nous n'ignorons pas cependant que la courbure pubienne a été introduite dans le céphalotribe pour permettre aux branches de se porter assez en haut et en avant au dessus du pubis, afin de saisir plus sûrement la base *maintenue très élevée par la présence de la voûte*. Mais le cranioclaste pouvant *abaisser la base du crâne jusqu'au détroit* (en fléchissant ou défléchissant, etc.) se passe aisément de la courbure pubienne et des inconvénients qui s'y rattachent.

C.

Nous nous permettons de reproduire ci-dessous une de nos expériences de cranioclastie, la seule dans laquelle nous ayons extrait le fœtus en commençant par *fléchir* fortement la tête.

Cette expérience, quoiqu'elle n'ait pas été exécutée dans un bassin oblique-ovalaire, peut, par certains côtés (flexion, direction verticale de la base, extraction sans broiement) être rapprochée de l'opération de céphalotripsie dont il a été question :

(1) C'est surtout dans la cranioclastie par *déflexion* de la tête que l'instrument tourne très près du centre; il tourne sur son axe aussi bien dans l'excavation qu'en dehors de la vulve. Il ne décrit pas de mouvement *en cône*.

*Cranioclastie par* flexion *préalable de la tête* (1).

1° Position O. T. Droite. — La branche fenêtrée du cranioclaste, introduite entre la tête et la paroi latérale droite du bassin, abaisse l'occiput jusqu'au détroit. La tête se trouve ainsi fortement *fléchie* et la base dirigée *verticalement*.

2° Perforation *sur l'occipital* avec le trépan. — On introduit dans le crâne la branche pleine qui immobilise la tête et maintient la flexion.

On remonte ensuite la branche fenêtrée qui se place un peu obliquement en haut et en arrière le long de la nuque et des premières vertèbres cervicales. — On articule ; on serre l'écrou ; la prise est très solide.

3° On tire en aidant au mouvement de rotation qui tend à se produire ; le diam. bimal. se place dans la direction de l'oblique gauche ; la branche fenêtrée s'arrête derrière la branche horizontale droite du pubis. — La tête descend dans l'excavation sans difficulté (2).

Réflexions. *a*. Dans la cranioclastie en général, le cranioclaste n'agrandit pas les diamètres opposés à ceux qu'il saisit. La voûte est soustraite à l'action directe de l'instrument ; semblable à une coque souple et dépressible, elle se moule facilement sur les inégalités du bassin vicié, sans crainte de contusionner les parties molles.

*b*. — On peut se demander si, dans les cas où l'occiput regarde le petit pôle d'un bassin oblique-ovalaire (comme chez notre malade), il ne serait pas utile de se servir du cranioclaste pour extraire la tête en *commençant* par la

---

(1) Thèse de doctorat, page 59. Exp. XII. — Tête bien ossifiée ; maxillaire supérieur droit aplati dans une expérience précédente ; base du crâne intacte. — Diam. ant.-post. du mannequin, 63 millim.

(2) Dans cette expérience il ne s'est pas produit de lésion appréciable dans la base du crâne. Tandis que dans les expériences faites par *déflexion* de la tête, la base était toujours disloquée par le milieu et *pliée en deux*, c'est pourquoi les diamètres transverses se trouvaient considérablement réduits.

*fléchir* fortement. La flexion complète aura sans doute pour effet de diriger la tête vers le grand pôle du détroit et d'en faciliter ainsi l'engagement (1). En outre, le cranioclaste n'ayant pas de courbure pubienne, tournera (si la rotation a lieu) assez près du centre du bassin.

D.

L'expérience suivante, comparée à l'Exp. I, fig. 5, montre qu'au point de vue de la facilité de l'extraction il est réellement plus avantageux de donner à la base du crâne une direction *verticale*, non pas en fléchissant, mais en *défléchissant* la tête :

EXPÉRIENCE III (*fig. 6*).

*La* déflexion *est-elle plus favorable à l'extraction de la tête, que la* flexion ?

Position. Occ. T. Droite. — Nous *défléchissons* la tête pour amener la face au détroit supérieur. Nous introduisons la main par le détroit inférieur et nous tirons avec un seul doigt placé en crochet dans la bouche ; la tête tourne à gauche et traverse le canal pelvien *sans la moindre résistance*. (Le lecteur se rappelle que dans l'Exp. I, fig. 5, faite par *flexion*, il nous a fallu, pour extraire la tête, pousser ou tirer avec une assez grande *énergie*).

Réflexions. *a.* — La facilité de l'extraction de la tête après *déflexion* est parfaitement explicable ; il y a absence d'obstacle. En effet, l'occiput O (fig. 6) se laisse facilement déprimer, ou luxer dans sa « charnière » par

(1) Voir Fabbri, cité à l'index bibliographique.

les vertèbres cervicales *c.* de manière que ces dernières, venant se confondre avec la ligne *a b*, se placent presque dans la même direction verticale que la base du crâne.

Par conséquent le triangle *a b c*, est, comme on le voit, très réductible (1). Pareille chose ne peut avoir lieu dans l'extraction de la tête par *flexion*. En effet la présence de la face ne permet pas aux vertèbres *c.* (fig. 5) de se rapprocher du centre du bassin pour se mettre avec la base du crâne dans une même ligne verticale.

*b.* — Dans un bassin oblique-ovalaire, lorsque l'occiput regarde le petit pôle du détroit supérieur (le cas de notre malade), il serait peut-être utile d'avoir recours au cranioclaste pour extraire la tête après l'avoir *défléchie*. Dans ces cas, en effet, la branche fenêtrée (la seule qui se mette en contact avec les parois utérines) sera placée du côté de la face du fœtus, *dans le grand pôle du détroit*, bien loin de l'*arête* formée par la ligne innominée du côté ankylosé, et contre laquelle la matrice pourrait être comprimée désavantageusement.

Dans ces mêmes cas, le mouvement de déflexion aura sans doute pour effet d'éloigner les épaules de l'espace étroit du petit pôle, et de les diriger vers le côté large du bassin ; elles pourront ainsi s'engager dans le canal avec moins de difficulté.

---

(1) Dans nos recherches sur la cranioclastie (dans les expériences par *déflexion*) nous avons constaté la luxation de la charnière de l'os occipital. Cette charnière, décrite par M. Budin dans son travail : « De la tête du fœtus au point de vue de l'obstétrique », a été reproduite par M. Tarnier, dans le premier volume de son remarquable « Traité de l'art des accouchements. » 1882. Lauwereyns, éditeur.

## E.

Nous avons fait les deux expériences qui suivent pour savoir comment se comporterait la même tête placée en position *gauche*. Nous les décrivons sans y joindre aucune réflexion :

### EXPÉRIENCE IV.

*A.* — (fig. 7.) — Position. O. T. Gauche. — *Flexion* et traction sur le cuir chevelu avec la main introduite par le détroit inférieur ; la tête tourne à gauche ; les diam. transverses se rapprochent de l'oblique gauche du bassin. Le cou *c.* se loge dans le grand pôle (vers l'extrémité postérieure du diam. oblique droit).

*B.* — (fig. 8.) — La même expérience étant répétée plusieurs fois nous constatons que la rotation se fait quelquefois à droite ; les diam. transverses de la tête se rapprochent de l'oblique droit. Le cou *c.* se loge dans le grand pôle (vers l'extrémité antérieure du diam. oblique gauche). Pour engager la tête il faut pousser sur la face avec une assez grande énergie.

### EXPÉRIENCE V.

(Fig. 9.) — Position. O. T. Gauche. — *Déflexion* pour amener la face au détroit, et tractions avec un seul doigt placé en crochet dans la bouche (comme pour l'Exp. III, fig. 6). La tête tourne à gauche ; ses diam. transverses se rapprochent de l'oblique gauche. Le cou *c.* se place près de la branche horizontale droite du pubis. (O. indique l'occipital). — L'extraction est beaucoup plus facile que dans l'expérience IV.

## RÉSUMÉ.

1° L'opération de céphalotripsie que nous avons analysée avec l'autorisation de notre éminent maître M. le professeur Depaul, prouve d'une manière incontestable que, même avec le céphalotribe, la base du crâne peut traverser le détroit supérieur rétréci sans avoir subi ce que les auteurs classiques appellent : le *broiement*. Et cela grâce à la direction *verticale* qu'elle peut prendre (ou que l'opérateur peut lui imprimer?) (1);

2° Malgré la direction verticale suivant laquelle la base fut saisie et extraite, les diamètres transverses, qui se placèrent suivant l'oblique mineur, ne furent pas réduits; le céphalotribe, en aplatissant la voûte, les a au contraire agrandis;

3° Chez notre malade la saisie suivant le diamètre occipito-frontal, et par suite le broiement (céphalotripsie classique) étaient presque impossibles ou au moins d'une excessive difficulté, surtout à cause du *volume exceptionnel* de la tête, et de l'obstacle que rencontrait la branche droite du céphalotribe dans l'*arête* formée par la ligne innominée du côté ankylosé;

4° Mais la saisie et l'extraction, avons-nous dit, devin-

---

(1) Dans cette opération le céphalotribe a plaidé quelque peu en faveur d'une méthode de cranioclastie qui consiste à imprimer à la *base* une direction verticale.

Lire le remarquable travail clinique et expérimental du professeur Cuzzi sur l'action du forceps à crémaillère de M. Guyon. (Voir index bibliographique.)

rent possibles grâce à la direction *verticale* dans laquelle s'est placée la base du crâne;

5° Cependant, malgré cette direction favorable de la base, il s'est produit quelques lésions que nous avons cru pouvoir attribuer tant à *l'arête* formée par la ligne innominée du côté ankylosé, qu'à la courbure *pubienne* du céphalotribe. En effet, il était impossible de bien exécuter le mouvement de rotation; et toute cette portion de l'instrument située en dehors de la vulve, tournant sur place (sans quitter la ligne médiane), permettait à son tiers supérieur recourbé de décrire dans la cavité utérine un mouvement en cône en vertu duquel la branche droite (D, fig. 5) venait se mettre en *contact* avec l'arête de la ligne innominée; et cette arête barrait la route au céphalotribe pendant la rotation et les tractions;

6° La courbure pubienne du céphalotribe est utile en ce sens qu'elle permet aux branches de l'instrument de se porter assez en haut et en avant au-dessus du pubis pour saisir et broyer *la base maintenue élevée par la présence de la voûte.* Mais cette courbure a l'inconvénient de rendre la rotation et les tractions plus difficiles et plus dangereuses qu'elles ne le seraient avec un instrument droit ;

Le cranioclaste, avons-nous dit, pouvant *abaisser la base jusqu'au détroit* (en fléchissant ou défléchissant) (1), se passe aisément de la courbure pubienne et en même temps des dangers et des difficultés qu'elle offre pendant les tractions et la rotation. Par conséquent, dans les cas où il y aura lieu d'exécuter, avec le cranioclaste,

(1) Ou en mettant la base en biais.

un mouvement de rotation, la rotation sera moins compliquée, moins difficile et moins dangereuse; l'instrument tournera aussi près que possible du centre du bassin. Et cela est surtout vrai pour la cranioclastie par *déflexion complète* de la tête;

7° Nous nous sommes permis de supposer que :

*a.*—Dans les bassins obliques-ovalaires, lorsque l'occiput regarde le petit pôle du détroit supérieur, il serait avantageux d'employer le crânioclaste pour extraire la tête en la *fléchissant* d'abord fortement et la perforant ensuite sur l'occipital. Cette flexion aurait pour effet de faciliter l'extraction : 1° en transformant la tête en un cône à sommet inférieur (l'occipital); 2° en la poussant vers le grand pôle du détroit(1);

*b.* —Dans les mêmes cas (occiput regardant le petit pôle) peut-être serait-il préférable d'extraire la tête après l'avoir *défléchie*. En effet : 1° la branche fenêtrée ou externe du cranioclaste (la seule qui se mette en contact avec les parois utérines) sera placée dans le côté large du bassin (du côté de la face du fœtus) loin de l'obstacle dangereux formé par *l'arête* de la ligne innominée du côté ankylosé; 2° le mouvement de *déflexion* ayant pour effet d'éloigner les épaules de la région étroite du détroit et de les diriger vers le côté le plus large, leur permettra de s'engager dans le canal pelvien avec moins de difficulté;

8° Au point de vue de la facilité de l'extraction de la tête, la *déflexion* est bien plus favorable que la flexion, car elle permet aux *vertèbres* cervicales de déprimer ou luxer

(1) Voir l'Expér. de cranioclastie, page 23.

l'occipital et de venir se placer, avec la base du crâne, sur la même ligne *verticale;* le triangle *a b c* (Exp. III, fig. 6), formé par les trois principaux points qui buttent sur la marge du détroit, est *réductible* au point de disparaître par la juxtaposition du point *c* (le cou) sur la ligne *a b* (la base). — Tandis que dans les cas de *flexion* (Exp. I, fig. 5) les mêmes régions *a b c* constituent un triangle *irréductible;* la présence de la face (c'est-à-dire le diamètre mento-sus-nasal) ne permettant pas aux vertèbres *c* de se placer dans la même direction verticale que la base ;

9° Enfin nous nous permettrons de faire la réflexion suivante qui s'applique à la céphalotripsie en général :

On sait que dans cette opération le céphalotribe agrandit les diamètres opposés à ceux qu'il écrase (ce qui rend la rotation et l'extraction un peu plus dangereuses). Tandis que dans la cranioclastie (par *déflexion complète*) : 1° l'instrument dispose d'abord la tête de façon que cette dernière présente au détroit ses plus petites dimensions ; 2° le cranioclaste, loin d'agrandir aucun diamètre, les réduit au contraire *tous* sans distinction.

---

*Note sur* le broiement *dans la céphalotripsie.*

Par ces mots : *broyer la base* du crâne, les auteurs classiques entendent : dissocier la base, réduire la base en fragments après l'avoir saisie transversalement, d'une extrémité (la face) à l'autre extrémité (l'occiput).

Le céphalotribe remplit-il toujours cette fonction qu'on lui attribue et pour laquelle il a été inventé ? En un mot, est-ce grâce au *broiement* qu'il permet à la base de traverser les bassins rétrécis ? — Voici ce que nous avons observé :

Dans la plupart des céphalotripsies auxquelles nous avons

assisté, nous avons remarqué que la base du crâne n'était pas réellement *broyée*, et qu'elle avait traversé le détroit rétréci grâce au mécanisme suivant : Pendant le rapprochement des branches, la base du crâne, suspendue à la colonne cervicale à la manière d'un disque mobile dans tous les sens, s'inclinait soit *latéralement*, soit *d'avant en arrière*, et se plaçait de champ, en prenant une direction plus ou moins *parallèle* aux branches du céphalotribe, plus ou moins *perpendiculaire* au plan du détroit supérieur. — Nous avons observé le même phénomène dans les manœuvres cadavériques que M. Ribemont faisait faire à nous et à ses autres élèves (1).

Par conséquent dans tous ces cas, cliniques ou non, la base du crâne... esquivait le *broiement*... en disant au céphalotribe : *ne me broie pas, je puis passer autrement.*

Nous croyons donc pouvoir admettre que, dans la céphalotripsie classique en une séance, et, non pas dans quelques cas rares, mais *le plus souvent*, la base du crâne traverse le détroit supérieur rétréci, grâce au mécanisme dont nous venons de parler (c'est-à-dire *sans avoir subi le broiement*).

Pour peu que l'on examine avec attention les têtes de fœtus extraits avec le céphalotribe, on pourra voir ce qu'il y a de vrai dans ce paradoxe obstétrical.

(1) Cependant, jamais nous n'avons vu la tête aussi méthodiquement fléchie, aussi régulièrement saisie que dans le cas que nous publions et qui se trouve représenté dans nos figures 2, 3 et 4.

## PETITE MODIFICATION DANS LE CRANIOCLASTE (Pl. V).

La branche fenêtrée du cranioclaste (F, fig. 10), celle que l'on place en dehors du crâne et qui, par conséquent, se met en contact avec les parois utérines, est perforée de part en part à son extrémité supérieure de façon qu'elle constitue une véritable fenêtre allongée, assez profonde, et dans laquelle vient se loger l'extrémité supérieure de la branche pleine. Les parois de cette fenêtre forment deux véritables *arêtes* qui, quelque lisses et arrondies qu'elles soient, peuvent exercer une compression dangereuse sur les parties molles de la mère, contre les parois osseuses du bassin.

Cette compression est surtout possible dans les cas où l'on applique l'instrument sur les régions pariétales de la tête, soit en avant contre la face postérieure du pubis, soit en arrière contre la saillie de l'angle sacro-vertébral. Il est incontestable que dans ces cas, pour peu que la tête résiste et que l'angustie du bassin soit assez prononcée, les parois de la matrice peuvent être comprimées, par les *arêtes* de la branche fenêtrée, contre les plans osseux que nous venons de nommer (pubis et promontoire).

C'est pour éviter cet inconvénient que nous nous sommes permis de fermer l'ouverture externe de la fenêtre et de transformer celle-ci en une véritable *cuillère pleine*

(F' fig. 11) qui aura l'avantage de ménager la susceptibilité des parois utérines en leur opposant, non pas des *arêtes*, mais une *surface* légèrement convexe, régulière et parfaitement lisse. Cette modification ne nuit pas aux autres qualités des mors de l'instrument : quand dans une expérience de cranioclastie (avec le cranioclaste à fenêtre) on a serré les branches jusqu'à leurs dernières limites, on constate que la région saisie n'arrive pas à fleur de l'ouverture externe de la fenêtre ; par conséquent on ne perd rien en fermant celle-ci de manière à la transformer en cuillère pleine. Par suite de cette modification, les parois latérales de la cuillère se trouvent renforcées; c'est pourquoi on peut, sans inconvénient, les rendre un peu plus minces.

Le mors de la branche pleine du cranioclaste se termine par un bec pointu, ou plutôt tranchant, et chargé de dentelures (P. fig. 10). C'est là un petit inconvénient car on pourrait, pendant l'introduction, racler et blesser les parois du vagin. L'extrémité supérieure de cette branche ne servant qu'à butter dans l'intérieur du crâne, nous en avons arrondi le bec et supprimé les dentelures qui en couvraient le sommet (P' fig. 11).

Les figures 12 et 13 représentent des coupes passant par les deux mors de l'instrument incomplètement fermé. La première montre une coupe du cranioclaste à fenêtre et la seconde une coupe analogue du cranioclaste à cuillère pleine.

L'instrument étant complètement fermé il reste, entre le mors plein et les parois de la branche femelle, un très petit intervalle de 2 millimètres environ. (Ce petit intervalle existe aussi dans le cranioclaste des figures 10 et 12).

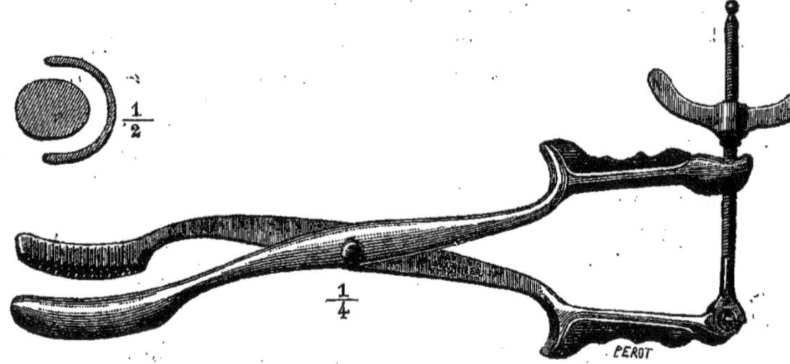


Cranioclaste dont la branche fenêtrée a été transformée en cuillère pleine (1).

*a.* — La petite modification que nous venons de décrire porte sur le modèle de cranioclaste de Braun qui se vend chez M. Mathieu, et avec lequel ont été exécutées les quelques expériences qui ont fait le sujet de notre thèse de doctorat. Ce cranioclaste offre :

| | |
|---|---|
| Longueur. . . . . . | 43 centimètres. |
| Poids. . . . . . . . | 1,436 grammes (2). |

*b.* — Nous avons eu dernièrement l'occasion de voir chez M. Mathieu un cranioclaste de Braun fabriqué par Leiter, de Vienne. Il est moins puissant que le précédent. La fenêtre est moins profonde et aussi moins large. Le

(1) Nous venons de faire avec ce cranioclaste deux expériences par le procédé que nous avons indiqué. La base a été entièrement *disloquée* et *pliée en deux* par le milieu (bassin $50^{mm}$ et $45^{mm}$). — Dans une troisième expérience (bassin $60^{mm}$) nous avons appliqué trois fois la cuillère pleine contre l'angle sacro-vertébral : le caoutchouc du mannequin *n'a pas été tranché ni raclé*, (ce qui arrive avec le cranioclaste des fig. 10 et 12). — Nous remercions notre ami le Dr Scilla, de Naples, qui a bien voulu nous aider dans ces trois expériences faites à l'Ecole pratique de la Faculté de Médecine.

(2) Peut-on, sans rien enlever de la puissance de ce cranioclaste, le rendre plus léger ? C'est ce qu'il faut chercher.

mors plein remplit entièrement le vide de la branche fenêtrée. Il offre :

| | |
|---|---|
| Longueur . . . . . . . | 44 centimètres. |
| Poids . . . . . . . . . | 900 grammes. |

*c.* — Le Dr Bergesio, de Turin (dont le travail est cité dans l'index bibliographique), parlant du cranioclaste de Braun construit également par Leiter, dit que cet instrument offre la longueur et le poids suivants :

| | |
|---|---|
| Longueur . . . . . | 40 centimètres (1). |
| Poids . . . . . . . . | 900 grammes. |

*d.* — Le même auteur donne les dimensions et poids du cranioclaste construit par Bertinara :

| | |
|---|---|
| Longueur. . . . . . | 45 centimètres. |
| Poids . . . . . . . . | 1,055 grammes. |

(1) On sera longtemps avant de savoir exactement quel est le cranioclaste dont se sert le professeur Braun de Vienne.

## BIBLIOGRAPHIE

*Cranioclaste de Simpson.*

TARNIER...... *Dictionnaire de Médecine et de Chirurgie.* Article Embryotomie. (Tome XII^e^.)

GUÉNIOT...... *Dictionn. Encyclopédique des Sciences Médicales.* Article Craniotomie. (Tome XXII^e^.

*Les traités d'accouchements.*

*Cranioclaste de Barnes.*

BARNES...... *Leçons sur les opérations obstétricales.* Traduction de Cordes 1873. (Paris, Masson.)

CUZZI........ (Cité plus bas).

BERGESIO..... (Cité plus bas).

*Cranioclaste de C. Braun de Vienne.*

CARL. BRAUN. *Traité complet d'obstétrique.*

ROKITANSKY.. *Beobachtungen uber Kraniotomie.* Wien. Medizinischen Presse 1871.

E. F. FABBRI. *Sull Embriotomia compressovi il processo di cefalotripsia interna.* Bologne 1875.

A. CUZZI..... *Sul cranioclaste. Studi ed esperienze.* Turin. Typ. Roux et Favale. 1878.

A. CUZZI..... *Sul Forcipe Guyon. Studio Clinico esperimentale.* Turin. Typ. Roux et Favale. 1878.

L. BERGESIO.. *Cefalotibro o cranioclasta ?* Milan. Typ. Pietro Agnelli 1880.

G. NICOLA... *Contributo allo studio del modo di agire del cranioclasta del Braun.* Typ. Pietro Agnelli 1880.

B. NARICH... *Expériences avec le cranioclaste* de Carl Braun de Vienne dans les bassins très rétrécis (Proposition d'un nouveau procédé). Paris. Doin. 1882 (1).

(1) On s'est servi du cranioclaste de Braun, modèle Mathieu.

# PLANCHES ET EXPLICATIONS

## Planche I.

*Fig. 1.* — Bassin oblique-ovalaire avec ankylose de la symphyse sacro-iliaque droite.

Diamètre oblique mineur.................... D O.
Diamètre oblique majeur *absolu*............ G O.
Diamètre » » *utile* (Cuzzi)........ G O'.

### Opération de céphalotripsie :

Tête fléchie; base du crâne située *parallèlement* aux branches du céphalotribe, et *verticalement* par rapport au détroit supérieur du bassin. (Base non broyée) :

A.

*Fig. 2.* — La tête vue du côté du cou. D. branche droite du céphalotribe située au devant du cou.

Pl. I

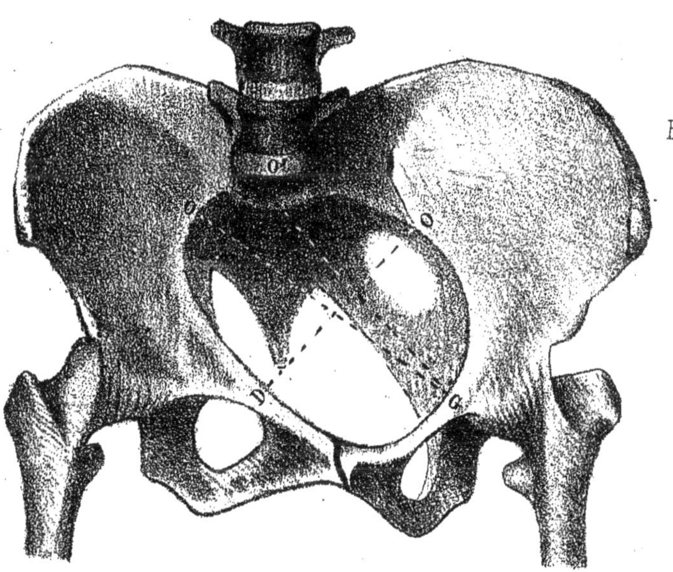


Fig. 1

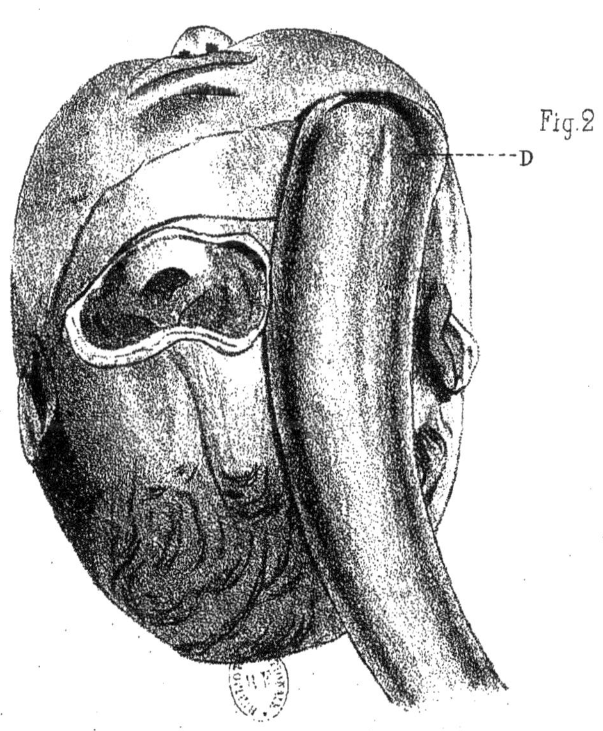


Fig. 2

Planche ‾.

B

*Fig. 3.* — La tête vue du côté de la voûte aplatie par la branche gauche G. du céphalotribe. Par suite de cet aplatissement les diam. transverses de la tête se sont *agrandis*.

C

*Fig. 4.* — La tête vue par son côté latéral gauche. Branche droite D. située au devant du cou.

Pl. II.

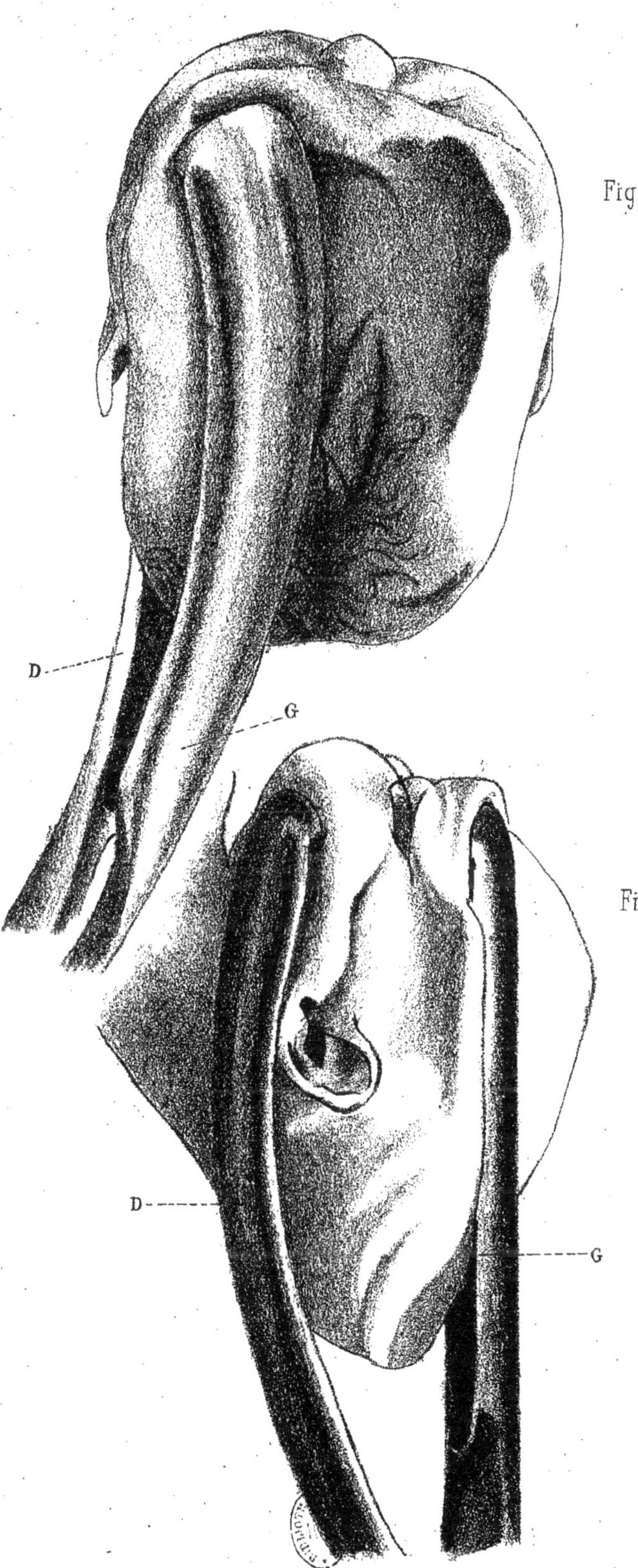


Fig. 3

Fig. 4

## Planche III.

*Fig. 5.* — (Pendant l'opération). Exp. I et Exp. II. Tête ***fléchie***, traversant le détroit. Le cou *c.* enclavé dans le petit pôle de l'ovoïde. — La branche droite D. du céphalotribe en contact avec ***l'arête*** que forme la ligne innominée du côté ankylosé. — La branche gauche G. a aplati la voûte et élargi les diam. transverses *a. b.* de la tête; (a. b. c. triangle ***irréductible***).

*Fig. 6.* — (Exp. III). Tête ***défléchie***; traversant le détroit la face la première. Un seul doigt placé en crochet dans la bouche pratique l'extraction avec une ***grande facilité***. Les vertèbres cervicales *c.* dépriment l'occipital O. et se placent, avec la base du crâne, sur une même ligne ***verticale***; (a. b. c. triangle ***très réductible***).

Pl. III

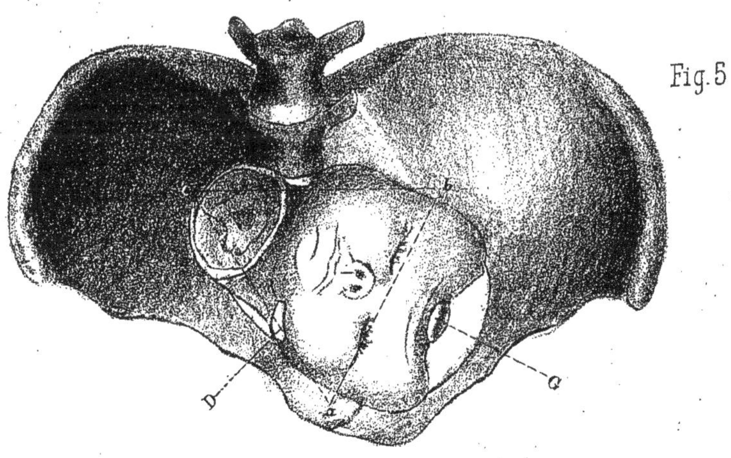


Fig. 5

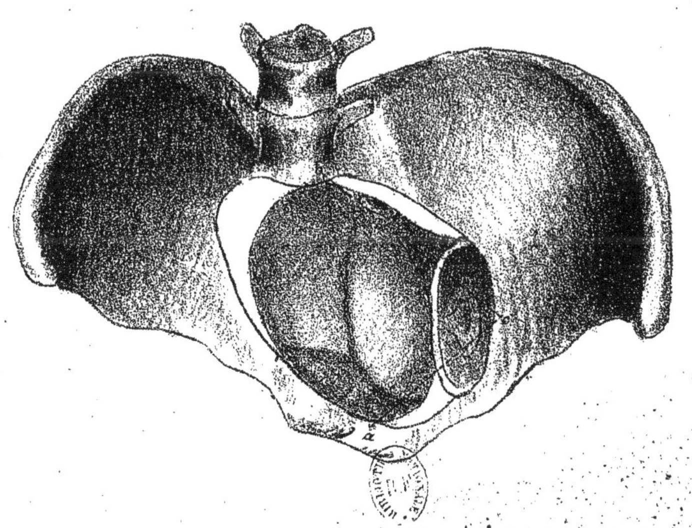


Fig. 6

## Planche IV.

*Fig.* 7, 8, 9. — Tête extraite en position gauche. Voir page 26. Exp. IV et Exp. V. (C. indique le cou, O. l'occipital.)

Pl. IV

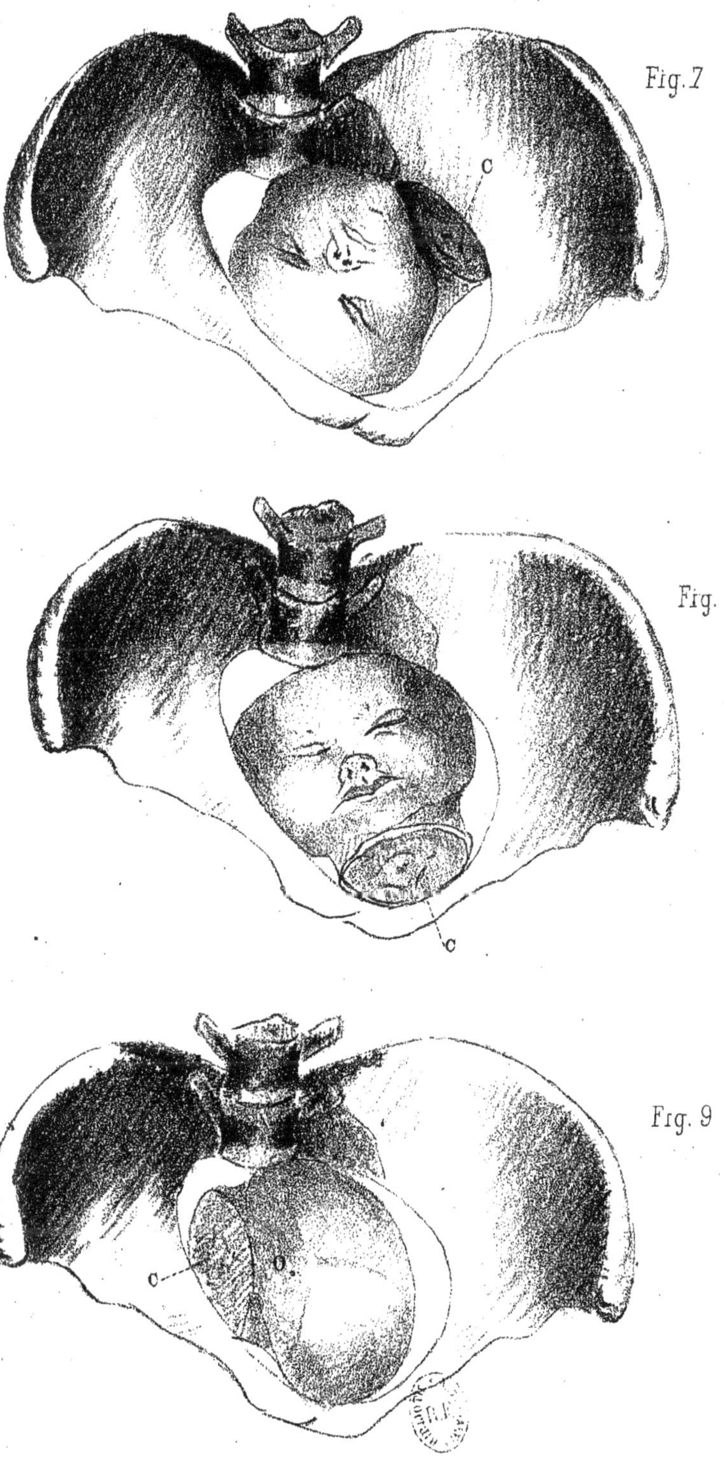


Fig. 7

Fig. 8

Fig. 9

## Planche V.

Petite modification dans le cranioclaste. (Voir page 31.)
*Fig. 10* et *12*. — Cranioclaste à fenêtre. Modèle Mathieu.
*Fig. 11* et *13*. — Cranioclaste à cuillère pleine.

Je dois remercier mon excellent ami et collègue Jules Dagonet qui a eu la bienveillance de dessiner les figures des 5 planches insérées dans ce petit travail.

B. N.

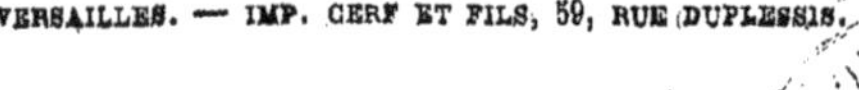

VERSAILLES. — IMP. CERF ET FILS, 59, RUE DUPLESSIS.

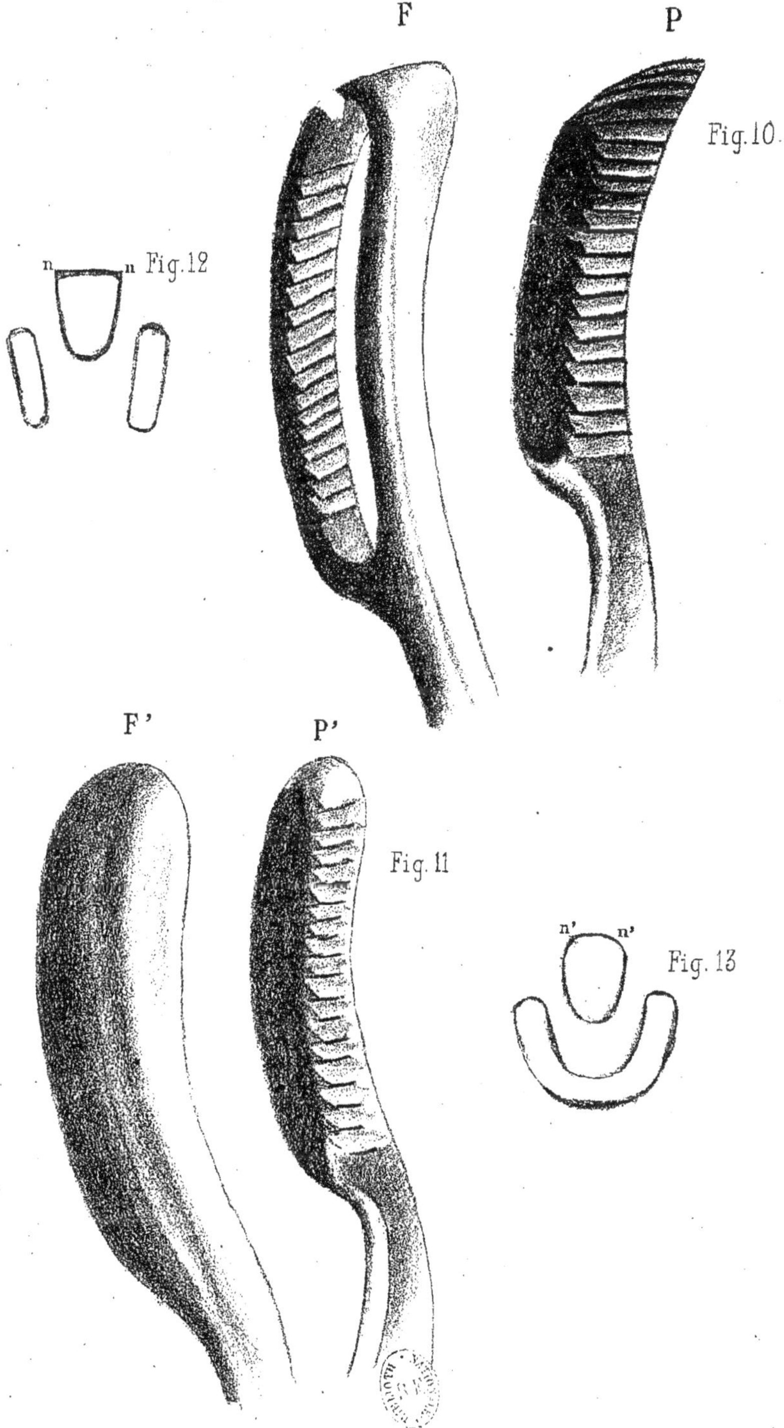
F
P
Fig. 10.
n
n
Fig. 12
F'
P'
Fig. 11
n'
n'
Fig. 13

## A LA MÊME LIBRAIRIE

DEPAUL, professeur de clinique d'accouchements à la Faculté de médecine de Paris, membre de l'Académie de médecine. **Leçons de clinique obstétricale**, professées à l'hôpital des Cliniques, rédigées par M. le docteur DE SOYRE, revues par le professeur. 1 vol. in-8, avec figures intercalées dans le texte (1872-1876), 16 fr.
Cartonné. 17 fr.

DEPAUL. **Sur la vaccination animale.** In-8. 1867. 2 fr.

DEPAUL. **Etude sur une forme insolite** que peut prendre l'utérus pendant la grossesse, et qui a été incomplètement décrite sous les noms de développement sacciforme de la paroi postérieure de l'utérus, de rétroversion partielle de cet organe, ou confondue avec la rétroversion utérine. In-8 de 76 pages. 1876. 2 fr.

DEPAUL. **Des tumeurs congénitales de l'extrémité inférieure du tronc.** In-8 de 32 pages. 1877. 1 fr. 25

DEPAUL. **Sur la vaccination animale et la syphilis vaccinale.** In-8. 1 fr. 50

DEPAUL. **De la rétention d'urine chez l'enfant pendant la vie fœtale,** étudiée surtout comme cause de dystocie. In-8. 1862. 1 fr. 50

DEPAUL. **Nouvelles recherches sur la véritable origine du virus-vaccin.** In-8 de 47 pages. 1864. 1 fr. 25

DEPAUL. **De l'origine réelle du virus-vaccin.** Réponse aux objections qui ont été faites à mes nouvelles recherches sur la véritable origine du virus-vaccin. 1864. In-8 de 43 pages. 1 fr. 25.

DEPAUL. **La syphilis vaccinale** devant l'Académie de médecine. In-8 de 86 pages. 1865. 2 fr.

DEPAUL. **De l'oblitération complète du col de l'utérus chez la femme enceinte,** et de l'opération qu'elle réclame. In-8 de 47 pages. 1860. 1 fr. 25.

DEPAUL. **Sur une maladie spéciale du système osseux,** développée pendant la vie intra-utérine et qui est généralement décrite à tort, selon moi, sous le nom de rachitisme. In-8 de 47 pages. 1878. 1 fr. 50

CHANTREUIL. **Cours d'accouchement de la Faculté de médecine.** Leçon d'ouverture. In-8. 1881. 1 fr. 25.

BUDIN, professeur agrégé à la Faculté de médecine, etc. **Obstétrique.** Recherches cliniques ; le paluer abdominal ; la présentation du siège ; le releveur de l'anus chez la femme. In-8 avec 2 figures. 1881. 1 fr. 50

CROUZAT. **De la mensuration théorique et pratique du diamètre promontopubien minimum,** au point de vue obstétrical et d'un pelvimètre direct à arc tangent au pubis. In-8 avec figures et 2 planches. 1881. 2 fr.

VULPIAN, professeur à la Faculté de médecine de Paris, etc. **Des pneumonies secondaires.** In-8. 1860. 2 fr.

HALLOPEAU. **Des accidents convulsifs dans les maladies de la moelle épinière.** In-8. 1871. 2 fr.

QUÉNU. **Anatomie pathologique des kystes dermoïdes de l'ovaire.** In-8. 1871. 2 fr.

CHEVALLEREAU. **Recherches sur les paralysies oculaires consécutives à des traumatismes cérébraux.** In-8. 1879. 2 fr.

CUFFER. **Recherches sur la néphrite interstitielle cardiaque ou rein cardiaque,** sa pathogénie, ses conséquences. In-8. 1878. 1 fr. 25.

DURET, aide d'anatomie à la Faculté de médecine de Paris, etc. **Etudes expérimentales et cliniques sur les traumatismes cérébraux.** Tome I. 1 vol. in-8 avec 38 figures dans le texte, et 19 planches dont 8 en chromolithographie. 1878. 15 fr.

RIZZOLI. **Clinique chirurgicale.** Appendice contenant dix-huit nouveaux mémoires de chirurgie. 1 vol. in-8 avec figures intercalées dans le texte. 1877. 3 fr.

VERSAILLES. — IMPRIMERIE CERF ET FILS, 59, RUE DUPLESSIS.

www.ingramcontent.com/pod-product-compliance
Ingram Content Group UK Ltd.
Pitfield, Milton Keynes, MK11 3LW, UK
UKHW020430230726
13925UKWH00004B/1669

9 782014 018